CHOLÉRA.

ERRATUM.

Page 15, au lieu de *symptomalogie*, lisez SYMPTOMATOLOGIE.

QUELQUES RÉFLEXIONS

SUR

L'ÉPIDÉMIE CHOLÉRIQUE DE 1854

DANS LA VILLE DE BAR-LE-DUC,

Par le Docteur BAILLOT.

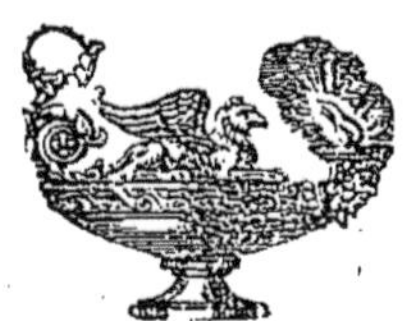

BAR-LE-DUC,
Typographie de Numa ROLIN.

1855.

QUELQUES RÉFLEXIONS

SUR

L'ÉPIDÉMIE CHOLÉRIQUE DE 1854

DANS LA VILLE DE BAR-LE-DUC.

Sur une population de 14,303 habitants, il a été constaté dans la ville de Bar-le-Duc 351 décès, par suite de l'épidémie cholérique de 1854, savoir :

Hommes..........................	125	351
Femmes..........................	138	
Enfants au-dessous de 16 ans.....	90	

Le premier décès a eu lieu le 23 juillet 1854 et le dernier le 25 septembre suivant.

Ces décès ont eu lieu :

1.° Aux heures ci-après :

				Report......	141
de 12 h. à 1 h. du mat.	12			de 12 h. à 1 h. du soir.	13
1 — 2 — id.	10			1 — 2 — id.	13
2 — 3 — id.	19			2 — 3 — id.	16
3 — 4 — id.	8			3 — 4 — id.	20
4 — 5 — id.	15			4 — 5 — id.	18
5 — 6 — id.	7			5 — 6 — id.	11
6 — 7 — id.	14			6 — 7 — id.	20
7 — 8 — id.	5			7 — 8 — id.	14
8 — 9 — id.	3			8 — 9 — id.	19
9 — 10 — id.	16			9 — 10 — id.	22
10 — 11 — id.	17			10 — 11 — id.	24
11 — 12 — id.	15			11 — 12 — id.	20
A Reporter...	141			Total......	351

2.° Dans les rues ci-après :

Armurier	4	*Report*	134
Bourg	3	Municipalité (place de la)	3
Cigne	3	Naga	2
Cimetière	1	Nazareth (place)	1
Clouères	4	Oudinot	1
Collége (côte du)	4	Pâquis (côte du)	1
Coq	3	Petit-Pont-Neuf	7
Corotte	2	Phulpin	2
Couchot	20	Polva	11
Couronne (place de la)	2	Pont-Triby	9
Entre-deux-Ponts	1	Port (ruelle du)	1
Fontaine (place de la)	1	Repos	4
Foulans	8	Roat (rue du)	4
Four	8	Roat (ruelle du)	5
Grande-Rue	5	Rochelle	4
Gravières (rue des)	1	Rochelle (quai de la)	2
Gravières (quai des)	1	Romains	2
Grimonbois	1	Rousseau	2
Halle	3	Sac	2
Halle (place de la)	5	St-Jean (rue)	12
Horloge (côte de l')	14	St-J an (côte)	1
Hospice (rue de l')	7	Ste-Marguerite	3
Hospice (à l')	18	St-Mihiel	6
Jard	2	St-Pierre (place)	2
Juifs	6	Savonnières	20
Ligny	1	Tribel	2
Montant	15	Tanneurs	2
Moulin (ruelle du)	1	Véel	96
A Reporter	134	Total	351

3.° Dans la famille dont la position de fortune peut être indiquée comme suit :

1.°	Indigentes inscrites au bureau de bienfaisance			95
2.°	Indigentes non inscrites,		id.	165
3.°	Logeant des militaires 1 fois sur 5			73
4.°	id.	2	id.	12
5.°	id.	3	id.	4
6.°	id.	4	id.	2
7.°	id.	5	id.	
			Total	351

L'âge des décédés a été indiqué comme suit dans les actes :

De 1 jour à 1 an........	10	*Report*......	102
1 an à 2 ans......	14	De 20 ans à 30	25
2 ans à 3	15	30 — 40	39
3 — 4	6	40 — 50	44
4 — 5	5	50 — 60	53
5 — 10	21	60 — 70	31
10 — 16	19	70 — 80	28
16 — 20	12	80 — 90	9
A Reporter....	102	Total.....	331

Dans le courant du mois d'août il a été constaté 320 décès ; la première quinzaine en compte à elle seule 217.

Les jours où la mortalité a été la plus forte sont : le 5 août, où il est mort 21 personnes ; le 7, 20 ; le 8, 24 ; et le 14, 22.

Le chiffre des décès ordinaires a été, pendant cette épidémie, plus élevé que pour les années précédentes. Il a été de 41 pour août et de 27 pour septembre, tandis que la moyenne des quatre dernières années n'est que de 26 pour août et de 27 pour septembre.

*Ces renseignements, publiés par l'*ECHO DE L'EST*, sont dus aux recherches intelligentes de M. Michaut, employé distingué de la mairie de la ville de Bar-le-Duc.*

AVANT-PROPOS.

Lorsque le calme et la sécurité ont succédé à une profonde commotion, l'homme, vivement impressionné des événements qui se sont accomplis autour de lui, s'empresse habituellement de recueillir tous ses souvenirs, de les interroger, et de chercher à se rendre un compte aussi exact que possible de tout ce qu'il a observé, comme de tout ce qui a eu lieu; parce qu'il espère, qu'après avoir étudié et scruté, les uns après les autres, tous les faits qui se sont présentés, il arrivera non-seulement à connaître la cause qui les a produits, mais à en apprécier la raison d'être, et se trouvera plus tard en mesure de lutter avantageusement contre leur pernicieuse influence s'ils reparaissaient.

Telle est la situation du médecin, lorsqu'il jette un coup d'œil rétrospectif sur une épidémie qui a répandu autour de lui le deuil et la consternation. Plongé dans le silence du cabinet, seul avec lui-même, il prend chacun des phénomènes qui se sont produits, il les analyse, il les commente, et ensuite, par une espèce de synthèse, il les recompose et les groupe pour en former un ensemble dont les caractères, lui étant mieux connus, lui permettront d'en combattre avec plus de succès les effets désastreux.

Aujourd'hui que l'Epidémie cholérique qui sévissait dans nos contrées a complétement disparu, on peut se demander si elle a eu la même forme, la même marche et la même terminaison que les épidémies de 1832 et de 1849; si ses résultats ont été moins décourageants pour la science qu'ils ne l'avaient été jusqu'alors, et si on a à espérer davantage des nouvelles observations recueillies. Les pertes nombreuses que l'on a eu à déplorer, l'incertitude dans laquelle on se trouve encore sur la meilleure médication à employer, sont une réponse trop évidente à ces diverses questions. Et cependant, quel est le médecin qui, en présence du choléra, ne s'est pas exclusivement livré à son étude, n'a pas cherché, autant qu'il l'a pu, le traitement le plus efficace à lui opposer et n'a pas eu la noble ambition de diminuer le plus possible le nombre des victimes ?

Si les efforts les plus persévérants n'ont abouti qu'à révéler de nouveau l'impuissance relative de nos ressources thérapeutiques en présence de ce terrible fléau; si tous, nous avons encore vu succomber fatalement de nombreuses victimes que nous n'avons pu sauver par notre dévoûment, nous n'en avons pas moins persisté dans nos laborieuses recherches, et nous avons continué à recueillir tous les faits et tous les matériaux qui se sont présentés à nous, dans l'espoir qu'ils pourront, peut-être un jour, concourir à l'éclaircissement d'une question encore si obscure aujourd'hui. Loin donc de nous laisser abattre par le peu de succès de nos efforts, nous avons tous compris que nous devions chercher, dans cette lutte elle-même, des armes nouvelles contre un si redoutable ennemi.

Les malheureux résultats de l'Epidémie de 1854 ne peuvent donc être reprochés avec justice à une profession qui a le plus ardent désir, mais non toujours le pouvoir, de répondre à tout ce que l'on attend d'elle.

Les médecins ne peuvent être responsables des imperfections de la science qui les guide. Ajoutons que bien moins de victimes auraient succombé si des ambulances avaient pu être créées, si des soins assidus et intelligents n'avaient point manqué à beaucoup de malades, et si enfin des individus, complétement étrangers à l'art de guérir, n'étaient point venus, avec leurs spécifiques infaillibles, aggraver la situation.

La science médicale ne présente pas toujours, il est vrai, toutes les ressources dont on voudrait la voir disposer, et celles qu'elle possède n'ont point pour la plupart un degré de certitude suffisant pour qu'on puisse constamment compter sur le succès; ainsi s'explique le scepticisme avec lequel elle est souvent acceptée par les uns, le découragement, si ce n'est l'indifférence que lui opposent les autres, lesquels se traduisent, dans des circonstances exceptionnelles surtout, en une force d'inertie contre laquelle tous ses efforts viennent fatalement se briser. Mais s'en suit-il que l'on soit autorisé à mépriser, comme on ne le fait que trop souvent, les indications qu'elle a si laborieusement et souvent si chèrement acquises, et qu'il soit donné indistinctement à tous de trancher ses difficultés les plus graves et les plus délicates, les uns en imposant leur bon vouloir ou le poids de leur autorité, les autres en se croyant appelés à prononcer le dernier mot dans une matière qui leur est complétement étrangère.

Dans un moment d'épidémie, plus peut-être qu'à toute autre époque, la science médicale, qui ne puise les éléments de sa force et de sa vitalité que dans les seules sources de l'observation, doit constamment présider aux mesures à prendre pour prévenir ou arrêter les progrès du mal; elle doit seule, malgré son imperfection, aviser aux moyens de le combattre; et toutes les fois qu'elle ne sera point interrogée ou que l'on ne tiendra aucun compte de ses prescriptions, on s'exposera toujours à de rudes et bien funestes déceptions.

Malgré le vague dans lequel nous a plongés l'incertitude du meilleur traitement à suivre, de nombreux succès ont été néanmoins obtenus, quels qu'aient été les moyens auxquels nous avons eu recours. Un grand nombre de malades ont pu être arrachés à la mort, et nous ont procuré quelque consolation au milieu des pertes cruelles que nous avons eu à déplorer.

De toutes les médications employées, il y en a eu incontestablement de plus efficaces les unes que les autres; car on ne peut admettre que toutes aient eu la même influence, et que pour toutes il y ait eu la même proportion dans les guérisons et les décès. Il serait donc du plus grand intérêt de connaître celles qui ont donné les meilleurs résultats; et il faudrait pour cela, que tous les médecins s'empressassent de rendre le compte le plus exact de ce qu'ils ont vu, de ce qu'ils ont fait, et de tout ce qu'ils ont observé. Riche alors d'observations, le corps médical pourrait par tous ces renseignements, puisés à tant de sources différentes, et émanés d'hommes consciencieux, avoir des notions plus exactes sur les causes et la nature du choléra; et dans l'éventualité d'une nouvelle invasion de ce fléau, avoir des indications plus précises sur la manière de le combattre.

INVASION DE L'ÉPIDÉMIE.

Ce fut dans la soirée du 23 juillet que le premier cas de choléra se manifesta au milieu de nous. Déjà, avant cette époque, nous avions tous été à même de constater une série d'accidents que nous pouvions considérer, dans le cas d'une invasion prochaine de l'Epidémie, comme devant en être les signes précurseurs : c'est ainsi que pendant tout le mois de juin et surtout pendant celui de juillet, la constitution médicale régnante a été caractérisée par l'apparition d'un grand nombre d'embarras gastriques, et de diarrhées plus ou moins séreuses, dont quelques-unes ont même pris la forme dyssenterique.

Une température froide et humide avait presque continuellement régné depuis le commencement de l'année; les aliments étaient chers et de mauvaise qualité; beaucoup d'habitants ne buvaient plus de vin et manquaient d'un grand nombre d'objets de première nécessité; quelques-uns n'avaient point d'ouvrage, et beaucoup d'autres ne savaient à quelle époque on pouvait espérer voir reprendre le travail; tous craignaient qu'il y eût peu ou point de récolte et ne songeaient à l'avenir qu'avec effroi. Toutes ces causes firent naître un malaise physique et moral, dont les traces étaient fortement empreintes sur beaucoup de figures hâves et amaigries. Le choléra, par son invasion dans le département, fit éclater ensuite une morne terreur qui n'a pas peu contribué à préparer un terrain que, peu de temps après, il devait si cruellement ravager; et cependant, si quelque chose doit étonner, c'est que, dans des circonstances si exceptionnelles, on n'ait pas encore eu plus de victimes à déplorer.

Le choléra a sévi d'abord, et principalement, dans les quartiers les plus populeux de la ville, où se rencontrent les habitations les plus étroites, les moins aérées et les moins saines, où se loge la presque totalité de nos ouvriers de fabrique; ensuite il a fait insensiblement invasion dans des rues où déjà les habitations sont plus vastes, mieux aérées et plus saines, et où, par conséquent, ceux qui les occupent sont pour la plupart dans une position moins malheureuse.

En parcourant toutes ces demeures, dans la majeure partie desquelles règne seule la misère, avec son hideux cortége, on ne peut comprendre comment il n'y ait pas encore eu plus de victimes, et comment on rencontre des individus assez indifférents pour vivre dans un milieu que quelques soins de propreté rendraient, si ce n'est beaucoup plus confortable, du moins beaucoup plus sain. Nous connaissions déjà ces pauvres habitations, mais il fallait le malheur du moment pour nous les montrer dans toute leur triste réalité. Habituellement, quand nous sommes appelés à donner des soins à ceux qui les occupent, quelques mesures de propreté ont toujours été prises avant notre arrivée : dominés alors par un sentiment d'amour-propre, sous l'impression duquel on voudrait les voir constamment placés, ces malheureux seraient honteux de nous montrer l'état dans lequel ils semblent se complaire, et ils cherchent alors à paraître beaucoup mieux qu'ils ne le sont réellement. Au moment donc où l'Epidémie est apparue, ni celui qui en était atteint, ni sa famille, l'un et l'autre terrifiés, ne songeait plus à faire disparaître de leur logement les immondices dont la décomposition répand une odeur infecte et méphytique ; aussi est-il arrivé souvent que la première chose que l'on avait à faire, en entrant dans de semblables réduits, était de tout ouvrir, non seulement dans l'intérêt du malade, mais dans celui des personnes qui le soignaient. Une fois entre autres, arrivé, au milieu de la nuit, dans une espèce de galetas où gisaient mourant quatre individus, le père, la mère et leurs deux enfants, j'ai été tellement suffoqué par l'odeur fétide qui s'en exhalait, ainsi que de l'escalier qui y conduisait, que je me suis empressé de faire droit aux réclamations de l'infirmier qui me menaçait d'abandonner son poste, si on ne venait pas rendre sa position plus tolérable ; et cependant, nos bonnes sœurs de charité étaient passées par là ; elles avaient fait nettoyer ce réduit, laver son plancher, et avaient recouvert de linge blanc ses deux grabats. Si la misère, la malpropreté et un air insalubre sont des causes prédisposantes au choléra, il n'y a point à s'étonner du tableau navrant que j'ai eu sous les yeux, et encore moins de son résultat ; trois de ces malheureux ont succombé.

L'Epidémie cholérique a eu dans la ville de Bar et dans ses environs, comme dans les invasions précédentes, une forme complexe, c'est-à-dire, qu'elle s'est manifestée dans le même moment par une série d'accidents de nature différente, d'où sont venus les trois dénominations de *choléra, de cholérine et de suette,* attribués à tel ou tel ensemble de symptômes.

Ces trois manières d'être constituent-elles trois affections différentes, n'ayant d'autre rapport entre elles que de se développer en même temps et dans les mêmes lieux ;

ou bien sont-elles trois degrés différents d'une même infection, qui se traduit sous l'une ou l'autre de ses formes, suivant que la cause, qui lui donne naissance, rencontre telle ou telle prédisposition atmosphérique ou individuelle? Quelle que soit la valeur de l'une ou de l'autre de ces hypothèses, on doit convenir que quand le choléra existe quelque part, on est certain d'y rencontrer des cas de cholérine et souvent des cas de suette. Il y a plus : lorsque le choléra et la cholérine existent presque exclusivement dans quelques localités, la suette existe aussi presque exclusivement dans d'autres qui en sont peu éloignées. Ces deux affections, la cholérine et la suette, doivent du reste être considérées comme les signes précurseurs de l'invasion du choléra.

Une remarque qui a pu nous frapper tous, c'est que si cette relation s'est manifestée de localité à localité, elle s'est également produite d'individu à individu; nous avons même vu souvent les trois modes de l'Epidémie se succéder chez le même individu qui, affecté d'abord de la suette, atteint ensuite de la cholérine, dont les symptômes avaient été combattus avec succès, était, quelquefois après, comme foudroyé par une attaque de choléra, au moment où on le croyait complétement rétabli. Cette succession d'accidents avait frappé d'autres personnes que celles qui, par état, sont essentiellement appelées à saisir les moindres incidents qui se présentent, à les commenter et à en chercher la raison d'être : c'est ainsi qu'une jeune dame atteinte de la suette, et qui, comme beaucoup d'autres, redoutait d'être frappée du choléra, répondait d'un air moitié plaisant et moitié sérieux aux observations que je croyais devoir lui faire pour la tranquilliser : *Mais vous ne savez donc pas que la suette est la sœur de la cholérine, que la cholérine est la femme du choléra, et qui peut alors me répondre que je n'aurai pas la visite de toute la famille.*

Je ne mets pas en doute que ces trois affections, la Suette, la Cholérine et le Choléra, qui se développent et marchent presque toujours simultanément, ne soient des modes différents d'une même maladie, qu'elles ne proviennent toutes les trois de la même cause, et que cette cause, suivant sa manière d'être, la constitution et les prédispositions individuelles qu'elle rencontre, ne se traduise par des accidents qui peuvent être différents dans leur expression, mais qui se rapprochent par l'ébranlement plus ou moins grand qu'ils impriment à tous ceux qui sont sous son influence.

CHOLÉRA.

Conséquent avec cette manière d'envisager l'Epidémie cholérique, je ne devrais pas commencer par m'occuper de son dernier mode, sans m'être d'abord arrêté sur les deux autres qui m'y auraient naturellement conduit. Mais comme cette forme est la plus redoutable, que ses effets sont les plus désastreux, et qu'aux yeux de tous elle résume à elle seule toutes les péripéties par lesquelles nous avons passé, il m'a semblé préférable d'adopter cette marche en m'occupant d'abord du Choléra.

Loin de m'étendre sur la symptomalogie de cette affection, d'en rechercher l'origine, et d'en suivre la marche dans toutes ses pérégrinations, je me bornerai à retracer les symptômes que j'ai observés chez les malades près desquels j'ai été appelé, laissant à d'autres, d'une science plus avancée, et d'une instruction plus vaste et plus profonde, le soin de venir compléter, par leurs savantes et laborieuses recherches, tous les travaux qui ont déjà été faits sur cet important sujet.

Tous ces malades ont été pris de vomissements aqueux et de diarrhées séreuses, inodores et blanchâtres, semblables à de l'eau de riz; l'haleine et la langue, la figure et le cou, les mains et les avant-bras, les pieds et les jambes étaient froids; l'impression que donnaient, par le toucher, les extrémités des membres abdominaux et thoraciques, et la figure, ressemblait à celle que l'on ressent quand on touche un cadavre ou un animal à sang-froid; toutes ces parties étaient cyanosées; la peau qui les recouvrait, pincée ou déplacée avec les doigts, conservait quelques instants la forme et la place qui lui avait été donnée; celle qui recouvrait les doigts était tellement revenue sur elle-même, qu'il semblait que ces organes tactiles avaient séjourné longtemps dans l'eau; les yeux étaient si enfoncés dans leur orbite, qu'ils donnaient à la physionomie un caractère qui ne permettait pas de se méprendre sur la nature de l'affection; les urines étaient complétement supprimées; le ventre rétracté; la voix était affaiblie, chez quelques-uns elle était voilée, et chez plusieurs il existait de l'aphonie; des contractions douloureuses avaient lieu dans les muscles des jambes, et plus rarement dans ceux des avant-bras; les pulsations de l'artère radiale, souvent celles des artères temporales avaient complétement disparu; des douleurs parfois atroces se manifestaient dans le creux de l'estomac, et elles étaient continuellement exaspérées par des vomissements qu'une soif inextinguible provoquait, en cherchant à se satisfaire. Pendant l'évolution et la marche de tous ces accidents, l'intelligence restait aussi lucide que dans l'état de santé le plus parfait, et ce n'était qu'après une réaction trop forte, que des symptômes cérébraux se montraient quelquefois.

Tels ont été les symptômes qu'ont présenté tous les malades que j'ai notés comme ayant été atteints du choléra. Quant aux autres, chez lesquels ces accidents ont été moins prononcés, j'ai cru devoir les considérer comme simplement atteints de cholérine, parce que tout le temps que je rencontrais de la chaleur à la peau, que je percevais les pulsations de l'artère radiale, que la figure n'était point trop altérée, je ne croyais point encore à une invasion franche du Choléra.

La mort venait souvent terminer, au bout de huit, dix ou douze heures, cette œuvre de destruction, et si parfois la nature, non encore épuisée par la violence de la maladie, cherchait à lutter contre sa fatale conséquence, il s'opérait une réaction qui, bien dirigée, devenait le plus souvent le salut des malades; mais qui, abandonnée à elle-même ou méconnue dans ses effets, donnait naissance à des accidents cérébraux auxquels ils succombaient le plus souvent au bout de quelques jours, et rarement à une époque plus éloignée.

Du 28 juillet au 14 septembre, j'ai été appelé à donner des soins à 550 individus atteints de l'Epidémie; savoir : à 140 arrivés à la période algide du Choléra; à 217 affectés de Cholérine, et à 193 atteints de Suette.

Ces divers modes se sont présentés par jour, dans les proportions suivantes :

28	juillet.	»	choléra.	1	cholérine.	1	suette.
1	août.	»	—	2	—	»	—
2	—	»	—	2	—	»	—
3	—	3	—	11	—	3	—
4	—	7	—	4	—	6	—
5	—	13	—	20	—	2	—
6	—	9	—	8	—	7	—
7	—	10	—	11	—	18	—

8	août.	16 choléra.	18 cholerine.	27 suette.
9	—	10 —	11 —	20 —
10	—	17 —	15 —	30 —
11	—	8 —	12 —	16 —
12	—	7 —	15 —	13 —
13	—	7 —	10 —	10 —
14	—	5 —	7 —	9 —
15	—	5 —	8 —	4 —
16	—	3 —	6 —	5 —
17	—	2 —	8 —	3 —
18	—	3 —	4 —	5 —
19	—	3 —	» —	2 —
20	—	1 —	4 —	» —
21	—	3 —	5 —	2 —
22	—	1 —	4 —	2 —
23	—	2 —	1 —	1 —
25	—	1 —	4 —	1 —
26	—	» —	5 —	» —
27	—	» —	2 —	» —
28	—	» —	2 —	» —
29	—	» —	» —	1 —
30	—	1 —	3 —	1 —
31	—	» —	1 —	» —
1	septembre.	1 —	2 —	» —
2	—	» —	2 —	1 —
3	—	» —	1 —	1 —
4	—	» —	4 —	1 —
5	—	1 —	» —	» —
6	—	» —	3 —	» —
10	—	» —	1 —	» —
14	—	1 —	» —	1 —

Le choléra a sévi relativement à l'âge et au sexe dans les proportions suivantes :

1 an à 10............	11 garçons	14 filles	=	25
10 — 20...........	12 —	5 —	=	17
20 — 30...........	5 hommes	10 femmes	=	15
30 — 40.	13 —	13 —	=	26
40 — 50............	9 —	9 —	=	18
50 — 60............	12 —	8 —	=	20
60 — 70............	7 —	5 —	=	12
70 — 80............	2 —	5 —	=	7
Totaux...	71 —	69 —	=	140

Sur ces 140 cholériques près desquels j'ai été appelé, j'ai eu la douleur d'en voir mourir 72, dont 49 en moins de quarante-huit heures, et 23 en moins de cinq jours; 21 ont succombé, les uns sans avoir reçu de soins, les autres de tellement incomplets qu'il ne peut en être fait mention que pour mémoire. Enfin, dans ces 72 décès sont compris 7 cholériques qui ont été visités après moi par d'autres médecins, et 3 qui n'ont reçu mes soins qu'après ceux de mes confrères.

La mortalité a frappé relativement à l'âge et au sexe dans les proportions suivantes :

1 an à 10	5	garçons	10	filles	=	15
10 — 20	6	—	1	—	=	7
20 — 30	»	hommes	2	femmes	=	2
30 — 40	4	—	7	—	=	11
40 — 50	9	—	5	—	=	14
50 — 60	6	—	5	—	=	11
60 — 70	3	—	2	—	=	5
70 — 80	2	—	5	—	=	7
Totaux....	35	—	37	—	=	72

En déduisant du nombre 140 les 21 individus morts sans avoir reçu, en quelque sorte, aucun soin, il reste 119 malades, sur lesquels 51 auraient succombé, malgré les soins qui leur avaient été donnés. Cette proportion est énorme sans doute, mais elle prouve cependant que, si on avait recours à une médication aussi efficace que le comportent les connaissances actuelles sur la nature du Choléra, et si des soins intelligents étaient toujours donnés avec dévoûment et persévérance, cette maladie ne serait point, comme beaucoup le pensent, constamment au-dessus des ressources de la médecine; et que tout individu atteint réellement du Choléra n'en serait point pour cela voué à une mort certaine.

Lorsqu'une maladie apparaît sous forme épidémique,

elle a habituellement un caractère beaucoup plus pernicieux que lorsqu'elle se manifeste d'une manière isolée; et suivant l'intensité avec laquelle elle sévit, elle fait presque toujours surgir des difficultés qui viennent encore en augmenter la gravité : aussi la mortalité, qui peut en être la suite, sera-t-elle toujours beaucoup plus considérable que lorsque cette même affection agira d'une manière sporadique.

Dans une épidémie comme celle du Choléra, qui s'est en quelque sorte manifestée tout-à-coup et avec la plus grande intensité sur un grand nombre de points, qui a frappé au même moment et indistinctement tant d'individus, quels qu'en aient été l'âge et le sexe, doit-on s'étonner de l'effrayante mortalité qui en a été partout le funeste résultat. Non-seulement la thérapeutique n'a point encore donné d'indications précises sur les moyens à lui opposer, mais les médecins ont eu beau se multiplier à l'envi l'un de l'autre, se porter partout où leur présence était nécessaire, donner leurs conseils et leurs avis, ils n'ont pu satisfaire à toutes les nécessités qui se sont produites, et encore moins à toutes les exigences si naturelles qui ont eu lieu. Assaillis nuit et jour par des parents éplorés qui s'attachaient à eux et ne les abandonnaient qu'au moment où ils avaient répondu à leurs instantes sollicitations; touchés eux-mêmes de la plus profonde compassion, ils ne quittaient un malade que pour aller en retrouver plusieurs autres; les visites étaient faites à la hâte, et bien rarement elles étaient renouvelées autant qu'il aurait été nécessaire. Des soins bien efficaces ont-ils pu être donnés dans un pareil moment? D'autres difficultés compliquaient encore cette grave situation, telles que la privation de ces aides intelligents, de ces gardes-malades sur lesquels le médecin doit en toute sécurité se reposer pour la rigoureuse exécution de toutes ses prescriptions; les déplorables et bien coupables modifications apportées trop souvent à un traitement par les personnes les plus étrangères à l'art de guérir; et les moyens empiriques qui, par la trompeuse sécurité qu'ils inspirent, contribuent si puissamment à jeter dans le désespoir un plus grand nombre de familles.

Qu'y aurait-il donc à faire pour que tous ces inconvénients ne paralysassent pas le zèle et le dévoûment de tous? Un système d'ambulance ne serait-il pas le moyen le plus certain et le plus puissant à leur opposer? Les malades réunis alors en un ou plusieurs endroits, placés sous la direction de médecins qui surveilleraient non seulement leur traitement, mais les aides chargés de les seconder, seraient tous convenablement soignés, et le plus grand nombre beaucoup mieux même qu'ils ne peuvent l'être dans leur famille : chaque cholérique ne deviendrait plus par sa présence un foyer d'infection pour tous ceux qui l'entourent, et comme conséquence, le nombre des malades serait incontestablement plus faible; car il est un fait à la connaissance de tous, c'est que dans cette dernière Épidémie ce n'a été qu'exceptionnellement qu'une seule personne d'une famille ait été frappée. Par cette organisation, on préviendrait ensuite ce gaspillage de médicaments inévitable, lorsque les soins sont donnés à domicile ; et avec les sommes affectées aux salaires d'une quantité d'infirmiers on procurerait aux convalescents une nourriture plus confortable et plus réparatrice que celle que leur permet habituellement leur position. Rien enfin ne serait livré au hasard, et il serait pourvu à tout dans les limites du possible.

On objectera peut-être que la mortalité étant toujours

plus élevée dans un lieu où sont recueillis un plus grand nombre d'individus, il est dès lors préférable de laisser chaque malade dans son état d'isolement et de le soigner dans son domicile. Cette observation est vraie, en thèse générale, en admettant encore que tous sont convenablement soignés dans leur famille, ce qui ne peut être; mais les conséquences à en déduire ne doivent-elles pas se modifier suivant les nécessités auxquelles on a à satisfaire? Si l'on réfléchit aux conditions dans lesquelles on se trouve, lorsqu'une épidémie aussi meurtrière que le Choléra sévit sur une population manufacturière; si l'on songe que beaucoup d'ouvriers occupent des habitations sales, peu aérées et malsaines; que souvent ils se trouvent dans un dénûment presque complet, et manquent de tout ce qui est indispensable à des malades, on acquerra bien vite la douloureuse certitude qu'on s'efforcera en vain de leur procurer tout ce dont ils ont besoin, il surgira constamment des impossibilités qui rendront nuls les sacrifices les plus grands.

On aura beau, en effet, donner à chaque malade une personne pour le soigner, lui délivrer tous les médicaments nécessaires; remplacer la paille de son grabat et le garnir ensuite de draps et de couvertures; enlever toutes les immondices qui infectent son habitation; on n'aura point encore rétabli toutes les conditions auxquelles se trouve subordonné son retour à la santé; on n'aura point surtout détruit la délétère influence qu'il peut exercer sur les membres de sa famille; il ne recevra pas les soins intelligents et assidus dont il a un si grand besoin; et il n'aura pas ces visites du médecin, d'autant plus essentielles dans un pareil moment, qu'elles sont faites, surtout, avec opportunité et ponctualité. Toutes ces gardes-malades improvisées feront peut-être preuve de bon vouloir et même de dévoûment, mais elles n'en seront pas moins complétement étrangères au rôle qui leur aura été confié; et les résultats de leur inhabilité seront parfois bien tristes et bien déplorables. Si par la propreté introduite dans une pauvre demeure, par la disposition d'un couchage, rendu quelque peu confortable, on a détruit quelques-unes des causes d'insalubrité, aura-t-on rendu le logement lui-même beaucoup plus sain? La lumière et l'air y pénétreront-ils avec plus d'intensité? Les miasmes, qui ne cessent de se dégager de toutes ses parties, seront-ils entraînés au-dehors avec plus de facilité; et le cholérique, en restant au milieu des siens, pour lesquels il est le plus souvent un objet de terreur, ne continuera-t-il pas à être pour eux une cause d'infection qui fera d'autres victimes? Il n'y a point, là, une seconde pièce dans laquelle la famille puisse momentanément se retirer; elle est tout entière obligée d'habiter la même chambre que le malade, et d'être constamment exposée aux émanations de toutes ses déjections alvines et stomachales; elle est forcée d'assister, en proie aux émotions les plus douloureuses et les plus poignantes, à toutes les convulsions et à toutes les angoisses de son agonie, et, quand la mort est venue mettre un terme à cette scène de désolation et d'épouvante, tous ces membres se trouvent encore dans l'affreuse nécessité de rester, pendant un temps toujours trop long, en présence d'un cadavre, expression fatale d'une situation qui leur révèle impitoyablement que quelques heures seulement pourront suffire pour les réduire au même état; tant on redoute de les voir propager la maladie dans les habitations où, dans toute autre circonstance, ils seraient recueillis avec empressement.

Visiter un malade, lui prescrire la médication dont

il a besoin, lui donner une personne pour le soigner, assainir son logement, lui procurer tout ce que réclame sa position, ne constituent donc pas les seules conditions dans lesquelles il doit être placé. Il faut qu'il soit visité autant de fois que cela est nécessaire; que les prescriptions qui lui sont faites soient rigoureusement exécutées; qu'il soit éloigné de tout ce qui peut aggraver et même entretenir son état; et dans le cas où il est atteint d'une affection grave, qui sévit d'une manière épidémique, telle que le Choléra, il faut, non pas le séquestrer complétement, mais l'isoler de sa famille, autant que faire se pourra, afin qu'il reçoive tous les soins dont il a besoin et qu'il ne devienne pas, par sa présence, un foyer d'infection pour tous ceux qui l'entourent, souvent même, sans aucune nécessité.

TRAITEMENT.

Quel est le traitement le plus efficace à employer contre le Choléra? Malgré les recherches les plus laborieuses et les plus persévérantes, l'incertitude la plus grande règne encore aujourd'hui dans le choix des agents thérapeutiques qui doivent lui être opposés. Plusieurs médications ont été proposées et même préconisées par des hommes sérieux et instruits, mais toutes ont été loin de répondre à ce que l'on devait en attendre, et elles n'ont eu d'autre résultat, jusqu'alors, que de constater les louables et consciencieux efforts de leurs auteurs.

La thérapeutique peut cependant revendiquer à juste titre toutes les indications qui, au défaut de moyens certains et précis, permettent de lutter, souvent avec avantage, contre ce fléau. Loin donc d'avoir abdiqué tous les principes qui la constituent, comme on serait en droit de l'en accuser, si elle eût consenti à l'intervention de l'empirisme le plus incroyable qui se soit jamais produit, elle n'a jamais désespéré d'atteindre le but qui lui est présenté; et elle a gémi sur la coupable présomption de ces individus qui, par de trompeuses assertions, ont su capter la confiance des masses, en préconisant à toute outrance certains spécifiques, dont quelques-uns se faisaient même les dispensateurs.

De tous les moyens, soi-disant héroïques, qui ont surgi dans notre localité, durant l'Épidémie de 1854, je ne citerai que la fameuse mixture rapportée par des missionnaires de l'Inde, qui fut connue plus tard sous le nom *d'Élixir du curé de Valenciennes*, et dont l'action est de combattre seulement la diarrhée prodromique du Choléra, parce qu'aucun autre n'a rencontré plus de partisans, et n'a dû donner lieu ainsi à plus d'accidents, par la fausse sécurité qu'il inspirait à tous ceux qui en faisaient usage. Pour ma part, je signalerai le fait suivant : Un jour, je retournais près d'un cholérique auquel j'avais fait une première visite trois heures auparavant; la femme qui était venue elle-même me chercher pour son mari avait été atteinte dans cet intervalle; elle m'apprit que rien de ce que j'avais prescrit n'avait été exécuté, et cela, parce qu'on leur avait conseillé cet élixir comme un remède infaillible. Malgré les raisonnements les plus puissants; malgré la confiance qu'ils avaient eu en moi jusqu'à ce moment, tous les deux, subjugués par la conviction profonde qui leur avait été communiquée, oublièrent les services que je leur rendais depuis plus de vingt ans, et ne voulurent suivre d'autre médication que celle-là. Le lendemain matin, on venait me demander pour eux deux certificats de décès...

Loin de ma pensée de rendre cet élixir seul responsable de ces décès ; ces deux personnes auraient également pu succomber malgré l'emploi des moyens les plus rationnels, mais du moins plus de chances de guérison leur auraient été offertes que par lui.

Combien n'est-il donc pas déplorable de voir certaines personnes s'immiscer ainsi dans l'exercice d'une profession dont elles ne connaissent pas le premier mot ? Quelle énorme responsabilité elles assument ! En vain, elles argueront de leur bonne foi, ou du louable motif qui les a fait agir, elles n'en sont pas moins coupables d'avoir trompé tant de malheureux et d'avoir contribué à augmenter le nombre des victimes.

Au début de l'Epidémie, j'espérais obtenir les mêmes résultats qu'en 1832, en me conformant à la règle de conduite qui m'avait alors dirigé ; mais il n'en a pas été ainsi, des échecs plus nombreux sont venus me prouver combien était grande mon erreur. C'est ainsi, que me renfermant uniquement dans la médecine des symptômes, qui avait paru produire les meilleurs résultats à Paris, lors de la première invasion du Choléra, je me bornais, comme je l'avais vu faire pendant mon internat dans les hôpitaux de cette ville, et comme je l'avais fait moi-même plus tard dans le département de l'Aisne, où j'avais été appelé; à combattre les vomissements, par les boissons acidules, les eaux gazeuses, et les potions antispasmodiques ; la diarrhée, par les lavements opiacés et amylacés ; les contractions musculaires, par les liniments calmants; le refroidissement et l'état cyanosé de la peau, par l'application de sinapismes sur les jambes et les avant-bras, par les boissons diaphorétiques et les frictions excitantes sur la colonne vertébrale, et dans quelques cas, sur les membres; j'enveloppais les malades de couvertures de laine, et à leur défaut, de tout ce que je trouvais sous la main; je les entourais enfin de tuiles chaudes, ou de cruchons remplis d'eau portée à une température assez élevée. Mais les résultats furent peu satisfaisants, comparativement à ceux sur lesquels je croyais pouvoir compter.

Cette impuissance relative des agents thérapeutiques auxquels j'avais recours ne pouvant être attribuée qu'à une plus forte intensité de l'Epidémie, j'ai dû modifier ce traitement, et le rendre dès lors plus énergique : de vastes cataplasmes de farine de moutarde ont été alors appliqués sur les jambes et les avant-bras, de manière à les envelopper complétement; ils restaient en place pendant deux heures, et on les renouvelait jusqu'au moment où la chaleur de la peau était reparue, et surtout, jusqu'à celui où les pulsations de l'artère radiale commençaient non seulement à se faire sentir, mais avaient une certaine force. Si la réaction opérée de la sorte ne se soutenait pas, comme cela arrivait quelquefois, on recourait de nouveau à ces applications, jusqu'à ce qu'elle fût parfaitement établie. Pour calmer les vomissements et les spasmes de l'estomac, je prescrivais de l'eau froide prise par cuillerée à café, et le plus souvent de la glace, cassée en très petits morceaux, que le malade devait avaler et non laisser fondre dans la bouche; je recommandais dans les deux cas, de ne recourir à ces moyens qu'à des intervalles les plus éloignés possible. Si je satisfaisais incomplétement le besoin désordonné de boire qu'éprouvaient tous les malades, c'est que je voulais éviter les vomissements constamment provoqués par l'ingestion dans l'estomac de quelque liquide que ce fut, surtout quand il était donné en quantité; aussi ai-je eu bien des luttes à soutenir tant avec eux qu'avec leur famille; et beaucoup m'ont dit qu'ils aimeraient autant mourir du choléra que de la soif que je leur faisais endurer. Si ces moyens ne calmaient pas les vomissements, on recourait alors à l'application longtemps prolongée, sur la région épigastrique, de sinapismes ou de glacé enfermée dans une vessie. Quant à la diarrhée et aux contractions musculaires, on ne s'en occupait pas; et si ces accidents ne disparaissaient pas complétement, ils perdaient tellement de leur intensité, qu'il n'y avait généralement plus à y prendre garde quand la réaction s'était opérée.

Lorsque cette médication avait été employée à temps et avec intelligence, que la crise cholérique était passée, des boissons adoucissantes, quelquefois acidules et même vineuses; des lavements et des cataplasmes émollients; du bouillon et parfois quelques cuillerées d'un vin généreux, terminaient la partie thérapeutique du traitement.

Des congestions plus ou moins graves sur le cerveau, les poumons ou l'estomac; des plaies larges et profondes sur les jambes, et même sur les avant-bras, se sont produites chez plusieurs malades; chez ceux surtout pour lesquels on avait outrepassé les indications données. Ces nouveaux accidents étaient vigoureusement combattus aussitôt leur apparition, les premiers: par de fortes applications de sangsues, renouvelées autant qu'elles étaient nécessaires; et les secondes, par les moyens auxquels on a recours habituellement pour ces sortes de lésions. Ces plaies, qui pouvaient éloigner de beaucoup l'époque d'une complète guérison, ont mis rarement plus de deux ou trois septénaires à se cicatriser.

Les résultats donnés par cette seconde médication ont été beaucoup plus satisfaisants que ceux obtenus par la première ; et cependant, je n'ai pu y persister d'une manière exclusive en présence de l'affirmation si positive des nombreux succès dus à l'emploi du sulfate de strychnine. Une ou deux guérisons ayant été opérées dans notre ville par l'administration de ce sel, on lui donna une si grande importance et une si grande publicité que les médecins qui n'avaient point recours à cette préparation étaient l'objet d'observations peu flatteuses : nous fûmes donc sous une pression morale telle que, pour ma part, j'aurais cru manquer à ma mission, en ne recourant pas à l'emploi de ce *remède nouveau*, comme on ne cessait de le désigner sur tous les tons.

Quelles qu'aient été les connaissances que je pouvais avoir, par suite des recherches faites en 1832 et en 1849, sur la valeur thérapeutique des préparations de la noix vomique et de son alcaloïde dans leur action curative du Choléra, j'ai dû, à compter du 14 août, faire intervenir le sulfate de strychnine concurremment avec les moyens qui m'avaient donné plus de succès, et j'ai suivi les indications du docteur Abeille, avec la seule différence, toutefois, que j'ai administré la dissolution de ce sel, par cuillerée à café, de demi-heure en demi-heure et non par quart de potion, d'heure en heure, comme il le prescrit, parce que j'avais constaté que sous cette dernière forme il était aussitôt rejeté par l'estomac.

26 cholériques ont été soignés par la première médication ; 13 ont été guéris ; ce qui établit la proportion de 50 guérisons sur 100 malades.

69 ont été traités par la seconde ; 42 ont guéri ; d'où la proportion de 60 guérisons sur 100 malades.

24 ont été soumis à la troisième, celle dans laquelle est intervenu le sulfate de strychnine ; 13 ont été guéris ; ce qui établit la proportion de 54 guérisons sur 100 malades.

La seconde médication est sans contredit celle qui a

donné le meilleur résultat, et la troisième, les moins avantageux : car quoique cette dernière ait amené proportionnellement un peu plus de guérison que la première, elle laisse relativement beaucoup à désirer, à raison du moment où elle a été employée; parce qu'en vertu d'un point, que l'on peut considérer comme acquis à la science, une épidémie, arrivée à son déclin, a généralement perdu de son intensité et de sa gravité, et les chances de guérison sont ainsi plus nombreuses.

La médication par le sulfate de strychnine a donc été plus pernicieuse qu'utile, et loin d'avoir profité des circonstances favorables dans lesquelles elle s'est trouvée appliquée, elle a détruit les avantages du traitement employé simultanément avec elle. Tel est le seul motif pour lequel les 33 cholériques que j'ai eu à soigner depuis le 14 août, n'y ont pas tous été soumis.

68 guérisons ont donc été obtenues sur 119 malades, dont quelques-uns encore ont été plus ou moins convenablement soignés. Parmi ceux qui ont été guéris : 5 avaient été visités une seule fois avant moi par d'autres médecins; et 4, arrivés à la fin de leur crise cholérique, ont été traités par d'autres après moi jusqu'à leur complet rétablissement. (1)

Les guérisons considérées sous le rapport du sexe et de l'âge ont été dans les proportions suivantes :

1 an à 10............	6	garçons	4	filles	=	10
10 — 20............	6	—	4	—	=	10
20 — 30............	5	hommes	8	femmes	=	13
30 — 40............	9	—	6	—	=	15
40 — 50............	»	—	4	—	=	4
50 — 60............	6	—	3	—	=	9
60 — 70............	4	—	3	—	=	7
Totaux....	36	—	32	—	=	68

(1) Les médecins ne pouvant toujours se rendre à l'instant même sur tous les points où ils étaient appelés, étaient aussitôt remplacés par le premier d'entre eux qui était rencontré : c'est ainsi que plusieurs malades n'ont pu souvent être suivis par celui qui leur avait donné les premiers soins.

CHOLÉRINE.

La Cholérine s'est présentée avec les mêmes accidents que dans les deux invasions précédentes du Choléra. Tous ceux qui en ont été atteints, ont montré à des degrés différents certains symptômes, auxquels sont venus plusieurs fois s'en adjoindre d'autres, constamment subordonnés à l'état de santé des individus, au moment où l'Epidémie les avait frappés.

Toujours les selles étaient copieuses et fréquentes, séreuses et inodores, blanchâtres et quelquefois d'un vert noirâtre; elles formaient au fond du vase, après quelques instants de repos; les premières, un sédiment peu consistant, d'un blanc grisâtre, comparable à celui qui se précipite d'une forte décoction aqueuse de riz; les secondes, un dépôt noirâtre et visqueux, semblable à de la mélasse; elles étaient souvent accompagnées de flatuosités, et rendues sans aucun effort et comme par jets, au moment même où le malade en ressentait le premier besoin; enfin des borborygmes et des grouillements intestinaux étaient les signes précurseurs de ces évacuations alvines.

Les autres symptômes, aussi incertains dans leur évolution et dans leur marche, qu'ils étaient variés dans leur forme et dans leur intensité, se présentaient, tantôt d'une manière isolée, tantôt réunis en certain nombre; ils venaient alors imprimer à l'affection principale un cachet tel qu'il en résultait le plus souvent des indications opposées, dont il devait toujours être tenu compte pour le choix de la médication à suivre.

Tous les malades avaient la langue ou sèche ou humide et souvent suburrale; quelques-uns éprouvaient de la soif, d'autres presque de la répulsion pour toute espèce de boissons; certains avaient des vomissements de matière bilieuse, tandis que d'autres accusaient seulement des envies de vomir ou de l'amertume dans la bouche; chez les uns la région épigastrique était douloureuse, chez d'autres de la sensibilité était seulement perçue dans les régions lombaires; les urines variaient dans leur coloration, et leur quantité était toujours en raison inverse de l'abondance des sécrétions alvines; les uns avaient le pouls fort et fréquent, et dans ce cas il y avait chez eux plus de chaleur à la peau; chez quelques autres, au contraire, il était faible et lent, aussi existait-il chez eux un abaissement plus ou moins considérable de température appréciable à la figure, aux mains et aux pieds; enfin, quelques-uns se plaignaient de contractions musculaires dans les jambes, et plus rarement dans les bras; tandis que quelques autres accusaient un état de lassitude, ou de brisement dans les membres qui leur était, disaient-ils, on ne peut plus pénible à supporter.

Tous ces symptômes, présentés par les individus atteints de Cholérine, ne démontrent-ils pas qu'il existe dans leur ensemble une certaine affinité avec ceux produits par le Choléra, et que ces deux affections doivent être de même nature et avoir la même origine. La Cholérine n'est donc qu'une plus faible manifestation d'une même cause qui se traduit par une attaque de Choléra, lorsque son action est arrivée à son summum d'intensité.

Cette manière de voir s'appuie non-seulement sur la nature et l'évolution des accidents qui caractérisent ces deux affections, mais sur leur marche et leur terminaison.

La Cholérine se présente toujours simultanément avec

le Choléra ; si parfois elle précède son invasion de quelques jours, cela n'a jamais lieu que d'une manière tout-à-fait exceptionnelle ; comme le Choléra, elle est précédée par des troubles dans les fonctions digestives, tels que dérangements d'estomac, coliques et diarrhée, souvent par un certain malaise général, et même un sentiment d'oppression dans la région épigastrique ; et lorsqu'elle sévit avec un peu plus d'intensité, aussitôt apparaissent des vomissements, des contractions musculaires, une diminution dans la force et la fréquence du pouls, un commencement d'abaissement de température dans la chaleur de la peau. Le malade qui présente ces derniers accidents ne se trouve-t-il pas sous l'influence d'une attaque imminente de Choléra, et, dans ce cas, si ces deux affections ne sont point de même nature, ne reconnaissent pas la même cause, où placera-t-on la ligne de démarcation qui doit les séparer?

Du reste, il est incontestable que quelques jours et quelques soins suffisent ordinairement pour faire disparaître la Cholérine, et qu'elle n'a une issue funeste que quand les accidents, continuant à progresser, se traduisent en un véritable Choléra.

Combien de fois ce fait ne s'est-il pas produit parmi ceux qui, regardant la Cholérine comme le préservatif du Choléra, pensaient qu'il était inutile, après leur guérison, de s'assujettir à la moindre précaution comme au moindre traitement. Le plus souvent, après s'être joués des conseils qui leur avaient été donnés, après avoir commis toute espèce d'imprudences, ils ne tardaient pas à être frappés avec violence par un fléau dont les coups étaient généralement aussi funestes qu'ils étaient le plus souvent imprévus.

La peur chez d'autres a aggravé cette maladie, d'une

manière bien funeste, par suite de l'ébranlement qu'elle donne à celui des systèmes nerveux qui préside plus spécialement aux fonctions de la vie de nutrition; aussi on comprend avec quelle sollicitude chacun s'efforçait de la combattre. Mais comme le mal est trop souvent voisin du bien; quelques paroles tranquillisantes, nécessitées par des circonstances individuelles, ont été parfois mal interprétées, et ont déterminé chez quelques malades une incurie dont les suites n'ont été que trop à regretter.

La peur a donc été durant cette Epidémie, comme elle l'avait été, dans les deux invasions précédentes du Choléra, une de ses prédispositions les plus fâcheuses; et on peut avancer, sans crainte de la moindre contradiction, qu'elle a contribué à augmenter considérablement le nombre des victimes. Aussi n'y a-t-il point d'exagération dans une fiction où l'on fait parler un *voyageur* et la *peste* qu'il rencontre sur son chemin : Qui es-tu ? lui dit le voyageur. — Je suis la peste. — Où vas-tu ? — Je vais au Caire. — Pourquoi ? — Pour fournir 3,000 victimes à ma sœur la mort. — Allons, bon voyage. Quelque temps après, le voyageur rencontre la peste qui revenait de son excursion. — D'où viens-tu ? lui dit-il. — Je reviens du Caire. — Comment ! infâme ! mais tu m'avais dit que tu ne voulais y faire que 3,000 victimes, et les bulletins en annoncent 30,000. — Cela est vrai, dit la peste : je n'ai pas dépassé mon chiffre; mais la peur a fait le reste.

Le traitement de la Cholérine doit-il être le même pour toutes les personnes qui en sont atteintes, ou doit-il s'établir sur la prédominance de tel ou tel symptôme ? Dans l'état où se trouve la science, il n'y a point de spécifique contre cette maladie. On doit donc, dans le choix de la médication, se diriger, d'une part, suivant la nature des accidents qui donnent toujours au médecin les indications les plus précieuses, et, d'autre part, tenir un compte rigoureux des constitutions individuelles. C'est ainsi, qu'en présence de l'état suburral de la langue, de l'inappétence, j'ai eu recours avec succès à l'emploi de l'ipécacuanha; et lorsqu'aux signes pathognomoniques présentés par cet organe, se joignait de la douleur à l'estomac, ou aux régions lombaires, j'employais les boissons délayantes, les cataplasmes de farine de graine de lin, et les lavements laudanisés. Quand je rencontrais de la diminution dans la force et la fréquence du pouls, un commencement d'abaissement de température dans la chaleur de la peau, je prescrivais à l'instant des boissons stimulantes telles que des infusions de thé, de mélisse ou de fleurs de camomille, animées avec quelques cuillerées à café de rhum ou d'acétate d'ammoniac. Enfin, quand les malades n'avaient que de la diarrhée, l'état le plus simple de cette affection, l'eau de riz édulcorée avec du sirop de coings, des lavements laudanisés, renouvelés toutes les deux heures, lorsqu'ils étaient rendus, étaient la seule médication à laquelle je recourais. Je ne dois point également oublier de signaler les heureux résultats que j'ai obtenus de l'emploi des pilules du docteur Aulmont, médecin principal du service médical du chemin de fer de l'Est (1), dans les cas de diarrhée accompagnée de borborygmes, et sans douleur intestinale; ainsi que ceux que j'ai vu produire en semblable circonstance, par 0,30 de camphre pris dans une cuillerée d'eau.

Cette méthode ne m'a donné que d'excellents résultats; tous mes malades se sont complètement rétablis en

(1) Diascordium, sous azotate de bismuth, a a 0,15 et extrait thébaïque 0,025 pour une pilule; six à huit de ces pilules étaient données dans les vingt-quatre heures.

moins de sept à huit jours, à l'exception de six qui, atteints en même temps de suette, ont été longtemps à se remettre.

La Cholérine a sévi relativement à l'âge et au sexe dans les proportions suivantes :

1 an à 10............	2 garçons		» filles		=	2
10 — 20...........	8	—	10	—	=	18
20 — 30....	17 hommes		19 femmes		=	36
30 — 40.	23	—	36	—	=	59
40 — 50............	23	—	20	—	=	43
50 — 60............	11	—	22	—	=	33
60 — 70............	1	—	1	—	=	2
Totaux...	85	—	108	—	=	193

SUETTE.

La Suette s'est manifestée au milieu de nous quelques jours avant le Choléra et en même temps que la Cholérine; elle a suivi la même marche, quoique sévissant sur un nombre moins grand d'individus, et elle a eu sa période de croissance précisément quand le Choléra était dans sa plus forte intensité.

Elle était caractérisée par des sueurs plus ou moins abondantes, des douleurs de tête, de l'oppression, de la gêne dans le creux de l'estomac et de la fièvre; elle n'a donné naissance, dans aucun cas, à une éruption de sudamina, et n'a entraîné avec elle aucun accident regrettable.

La coexistence presque constante de la Suette avec la Cholérine et le Choléra, dans une épidémie cholérique, établit entre cette affection et les deux autres, un certain rapport d'où découle cette conséquence, que toutes les trois reconnaissent une même cause pour origine, et que toutes les trois, elles ne sont que des formes différentes sous lesquelles elle se manifeste. Que remarque-t-on, en effet, de plus saillant dans ces diverses affections; un flux séreux qui détermine, chez les individus placés sous l'influence de l'une d'elles, une grande faiblesse ou un anéantissement considérable; la Suette, par une exagération morbide de la transpiration entamée; la Cholérine et le Choléra, par une sécrétion également morbide et exagérée de la muqueuse intestinale. L'élément inconnu qui donne naissance à ces accidents ne se traduit-il pas ainsi suivant les constitutions, et surtout, suivant les prédispositions acquises qu'il rencontre.

La Suette et la Cholérine se sont souvent développées successivement chez les mêmes individus, et quelquefois simultanément, ce qui a été plus rare. Les symptômes propres à chacune de ces affections subissaient alors de notables modifications. Si la Suette avait précédé la Cholérine, les évacuations alvines étaient bien moins copieuses qu'elles ne l'auraient été sous la seule influence de cette dernière; si le contraire était arrivé, les sueurs, quoique plus tenaces, étaient de même beaucoup moins abondantes; et dans l'un et l'autre cas, la faiblesse et l'épuisement étaient bien plus considérables que s'ils eussent été le résultat de l'une d'elles seulement. Lorsque ces deux affections s'étaient développées et marchaient simultanément, les sueurs et les selles étaient moins abondantes, mais la perturbation occasionée dans l'économie de ceux qui en étaient atteints était si grande, que les convalescences en ont presque toujours été longues et interminables. Enfin il est à remarquer que les malades, chez lesquels la Suette avait précédé la

Cholérine, avaient été plus que les autres exposés à une attaque de Choléra.

Ainsi, loin de considérer la Suette et la Cholérine comme le préservatif l'une de l'autre, ou du Choléra, on doit plutôt admettre qu'elles ont été réciproquement à l'égard l'une de l'autre, une cause prédisposante, comme toutes les deux l'ont été pour le Choléra.

Quelques malades ont eu d'abord la Suette, ensuite la Cholérine, avant d'être atteints du Choléra; chez le plus grand nombre, la Cholérine seule avait précédé cette invasion; et ce n'a été qu'exceptionnellement que l'Epidémie s'est tout-à-coup manifestée chez d'autres dans sa forme la plus grave et la plus redoutable.

On ne peut donc mettre en doute que la Suette, la Cholérine et le Choléra ne soient trois manières d'être par lesquelles se traduit la cause qui donne naissance à une épidémie cholérique; que suivant les influences générales et individuelles qui se présentent, cette cause se manifeste sous telle ou telle forme; et qu'enfin, sous les apparences les plus bénignes, elle conserve son action pernicieuse, pour la faire éclater dans sa forme la plus grave, aussitôt qu'apparaissent des dispositions qui lui sont favorables.

Le traitement, auquel ont été soumis tous les malades atteints de la Suette, a été subordonné non seulement à leur tempérament, à leur force, et à leur constitution, mais à la nature des accidents qui parfois venaient compliquer ceux de cette affection. Quand la transpiration cutanée était supprimée aussitôt qu'elle avait eu lieu, les malades étaient bien plus longtemps à se remettre que quand elle était légèrement entretenue, pendant quelques heures seulement; on la favorisait donc habituellement jusqu'au moment où elle avait suffi pour que le malade mouillât de trois à six chemises, suivant l'indication qui en avait été donnée ; on le changeait ensuite de linge et de couchages, et on le couvrait légèrement à l'exception des pieds que l'on avait le soin de tenir bien chaudement ; de l'eau de chiendent, à la température de l'appartement ; dans quelques cas, de la limonade vineuse et du bouillon étaient donnés pour aliment et pour boisson ; le lendemain ou le surlendemain on permettait un ou deux potages et même un peu de vin ; et au bout de cinq ou six jours, rarement plus tard, la guérison était complète.

Dans les cas de complication d'embarras gastrique, l'ipécacuanha, à dose vomitive, a toujours produit les meilleurs résultats. Mais quand la Cholérine se développait au début de la Suette, il survenait toujours de grandes difficultés ; aussi quel qu'ait été le traitement employé, on a eu constamment affaire à des maladies longues et rebelles. Suivant la nature des accidents qui se présentaient, on recourait donc, tantôt aux délayants ou aux évacuants, tantôt aux toniques ou aux astringents ; mais aucune de ces médications n'a paru amener un soulagement notable, et fournir des notions satisfaisantes et certaines pour la ligne de conduite à suivre dans une semblable occurence. Le vin de quinquina a paru néanmoins exercer une heureuse influence, en hâtant les interminables convalescences qui ont presque toujours été la suite de cette fâcheuse complication.

La Suette a sévi relativement à l'âge et au sexe dans les proportions suivantes :

1 an à 10	2	garçons	»	filles	=	2
10 — 20	8	—	10	—	=	18
20 — 30	17	hommes	19	femmes	=	36
30 — 40	23	—	36	—	=	59
40 — 50	23	—	20	—	=	43
50 — 60	11	—	22	—	=	33
60 — 70	1	—	1	—	=	2
Totaux	85	—	108	—	=	193

Si c'est une erreur d'exciter continuellement la transpiration, dans les cas de Suette, c'en est une bien grande de la combattre aussitôt qu'elle apparaît. En la favorisant pendant quelques heures, les malades seront plus tôt guéris, et leur convalescence sera beaucoup moins longue.

Bar-le-Duc, décembre 1854.

Typographie de NUMA ROLIN, à Bar-le-Duc.

www.ingramcontent.com/pod-product-compliance
Ingram Content Group UK Ltd.
Pitfield, Milton Keynes, MK11 3LW, UK
UKHW012117240726
13965UKWH00005B/1810